AF503661

RECHERCHES

SUR

L'ORIGINE DE L'ACCÈS

ET SUR

LA LOI DE SES INTERMITTENCES

PAR LE Dr DANET.

Lu à l'Académie le 15 avril 1864.

« La fièvre est une affection de la vie qui s'efforce d'écarter la mort. »

BOERHAAVE.

PARIS
TYPOGRAPHIE DE HENRI PLON
IMPRIMEUR DE L'EMPEREUR
RUE GARANCIÈRE, 8.

1868

RECHERCHES

SUR

L'ORIGINE DE L'ACCÈS

ET SUR

LA LOI DE SES INTERMITTENCES.

L'*accès* est un ensemble de phénomènes pathologiques qui, caractérisant une maladie, apparaissent progressivement ou subitement pour disparaître de même en faisant place à l'état normal.

Lorsque les accès reparaissent après des temps d'arrêt plus ou moins longs pour disparaître encore, la maladie se nomme *intermittente*, ou par accès.

Si ces alternances sont séparées par des intervalles de temps égaux, la maladie est dite *intermittente périodique*.

Le corps humain renfermant des organes à fonctions simplement intermittentes et d'autres à fonctions intermittentes périodiques, ne pouvait-on pas se demander si les états pathologiques intermittents n'ont point pour principale cause l'influence des organes à fonctions intermittentes, et si, dès lors, leur apparition et leur cause ne sont point régies par les mêmes lois?

Deux observations déjà anciennes, en nous mettant tout à coup sur cette voie que, depuis, nous n'avons cessé de poursuivre avec ardeur, nous ont conduit à des résultats qui nous paraissent assez importants pour mériter d'être soumis à l'appréciation de l'Académie impériale de médecine.

Voici ces deux observations :

I. — Un homme fut opéré d'une hernie étranglée; dans le sac herniaire on trouva une anse de l'intestin grêle phlogosée, congestionnée, rouge, mais sans escarre : on réduisit la hernie et l'on appliqua le pansement ordinaire. Deux jours après l'opération le malade se portait assez bien pour que le médecin lui permit de manger une soupe; mais deux heures après ce repas, il se trouva saisi de frissons intenses, de sueurs, et finalement il s'endormit.

Le médecin crut reconnaître à ces symptômes l'accès initial d'une péritonite, résultat probable d'une perforation ou des suites de l'opération. Cependant le lendemain l'état du malade étant devenu très-régulier, la plaie s'étant, au pansement, trouvée en bonne voie, le potage fut de nouveau permis, et le second repas fut, au bout de deux heures, suivi des mêmes phénomènes qui avaient accompagné le premier.

Le médecin pensa qu'il avait affaire à une affection intermittente, et crut pouvoir conclure que les deux accès de fièvre ainsi constatés étaient le résultat du passage des aliments après chaque repas sur la partie malade de l'intestin grêle. Il ordonna une diète sévère. Au bout de quelques jours, l'alimentation put être reprise progressivement, et la guérison devint complète, sans qu'il y ait eu de nouveaux accidents analogues à ceux que l'on avait primitivement rencontrés.

II. — Quelque temps après cette première observation, un homme ayant reçu un coup de pied de cheval dans l'hypocondre gauche, il en résulta immédiatement une petite perte de sang par l'anus; sur la partie gauche du ventre parut une large ecchymose, et l'on crut pouvoir diagnostiquer une contusion avec érosion du côlon descendant. Le malade fut alors soumis à un traitement antiphlogistique et émollient.

Quarante-huit heures s'étaient passées depuis l'accident sans aucune manifestation inquiétante, lorsque le malade, se trouvant tout à coup gêné, se plaignit vivement sans pouvoir spécifier le point douloureux : il eut des bâillements, un frisson prolongé, horripilation, sueurs suivies d'un calme de dix minutes, au bout desquelles se produisit une évacuation abondante de matières stercorales.

Alarmé de ces symptômes, le médecin prescrivit la diète, qui ne fut pas suivie. Cependant le lendemain et le surlendemain se passèrent dans le calme, mais à la fin du second jour, à la même heure que l'avant-veille, le frisson, l'horripilation, les sueurs reparurent, puis dix minutes d'apyrexie suivies d'une nouvelle garde-robe.

En présence de ces faits, il sembla naturel de conclure que le passage des matières fécales sur les parties lésées du côlon devait être la vraie et l'unique cause des deux accès observés. La diète sévèrement tenue amena la guérison.

M. le docteur Duquesne, de Morlaix (Finistère), médecin de ces deux sujets, avait été vivement frappé de ces deux observations; ce fut lui, j'aime à le redire, qui me fit le premier entrevoir que là pouvait être la véritable explication du mécanisme des accès et de l'intermittence.

Plus tard, en étudiant l'ouvrage de Chomel sur la dyspepsie, je trouvai (p. 78 et suiv.) le passage suivant :

« Un autre effet des troubles digestifs, qu'ils aient leur siége dans l'estomac ou dans les intestins, est de donner lieu chez quelques sujets à un mouvement de fièvre après chaque repas, mais, le plus souvent, après le dernier, qui est le plus copieux... Un repas qui serait très-modéré pour un sujet sain, est suivi chez eux de phénomènes fébriles plus marqués : le froid est plus intense et plus long; la chaleur qui lui succède est pénible, évidemment maladive; la bouche est sèche, les phénomènes gastriques sont plus prononcés, le sommeil agité ou nul.

» Cette fièvre nocturne est pour le malade (dyspeptique) le phénomène prédominant et quelquefois le seul qu'il accuse; il veut être guéri de la fièvre; il réclame instamment l'emploi du sulfate de quinine, qui n'a rien à faire à cette sorte de fièvre non plus qu'à tant d'autres fièvres analogues ou accidents périodiques auxquels on l'applique mal à propos. La fièvre continue à se produire malgré le remède, et avec elle le malaise qui l'accompagne et l'affaiblissement qui résulte de la maladie (dyspepsie), dont elle n'est qu'un effet. Une fois la cause connue, un *régime convenable* est prescrit; la fièvre cesse comme par enchantement si le malade s'y soumet avec docilité et persévérance. — Ce n'est pas une fois, c'est cent fois peut-être que j'ai constaté l'efficacité de ce *fébrifuge* contre les fièvres de ce genre.

» C'est presque toujours sous la forme *quotidienne* et *pendant la nuit* que surviennent ces accès fébriles symptomatiques de la dyspepsie. Dans des circonstances exceptionnelles, ces accès ont présenté le type tierce et se sont montrés le jour. En voici une observation qui a été recueillie dans nos salles de clinique à l'Hôtel-Dieu, et qui a présenté, à raison de ce type inaccoutumé, un véritable intérêt diagnostique.

» Un homme d'une trentaine d'années au plus entra à cet hôpital, se plaignant d'accès de fièvre revenant tous les deux jours dans l'après-midi, et caractérisés par un frisson suivi de chaleur et de sueur, comme dans les tierces les mieux caractérisées. Toutefois cet homme habitait Paris depuis longtemps déjà, et n'avait eu de fièvre intermittente à aucune époque de sa vie. En même temps que les accès de fièvre, avait apparu chez lui un dérangement intestinal marqué par des selles liquides et quelques légères coliques : ces deux ordres de phénomènes, l'accès fébrile et la diarrhée, se montraient aux mêmes jours; les jours intercalaires il n'y avait ni fièvre ni dérangement intestinal.

» Interrogé soigneusement sur les causes qui pouvaient expliquer ces alternatives quotidiennes de rétablissement et de dérangement des voies digestives, il fit connaître que chaque fois que la diarrhée reparaissait, il cessait de manger pendant la soirée et toute la journée du lendemain, mais que le troisième jour, se croyant guéri, il recommençait à prendre des aliments dès le matin et le faisait largement. Quelques heures après, les coliques, la diarrhée, le frisson, la chaleur, la sueur recommençaient, cessaient dans la soirée, et inspiraient au malade la résolution d'une abstinence dont il reconnaissait la nécessité et qu'il observait pendant trente-six heures, après quoi le retour aux aliments ramenait la même série d'accidents *intestinaux et fébriles*, suivis de nouveau d'abstinence et d'apyrexie.

» Après cinq ou six accès subis, le dernier à l'Hôtel-Dieu, les autres dans son logement, le malade fut soumis à une diète modérée, quelques potages seulement par jour. Ses accès, qui s'étaient reproduits cinq ou six fois sous le type tierce, furent immédiatement suspendus, aussi bien que la diarrhée. Je le retins quelques semaines à la clinique pour le mettre à l'abri d'une récidive qu'un écart de régime aurait inévitablement reproduite.

» Ce fait est d'un véritable intérêt sous le point de vue du diagnostic; nous n'avons pas hésité à le rapporter aux dyspepsies sous apparence de fièvre tierce. Si quelques personnes ne voyaient là qu'une entérite reproduite en quelque sorte artificiellement de deux jours l'un, nous rappellerons ce que nous avons dit ailleurs, savoir : qu'une phlegmasie n'est pas une maladie de quelques heures, et que nous persistons à ne voir dans ce fait singulier que des indigestions successives. »

Cette remarquable observation, terminant ce passage important que j'ai tenu à citer *in extenso*, est presque la reproduction des nôtres; fort de cette autorité, j'ai, à partir de ce moment, porté mes études sur tous les cas d'intermittence que peuvent présenter diverses maladies; je vais résumer ici les points principaux des recherches et des expériences qui sont venues fortifier et généraliser les conséquences que j'avais cru pouvoir tirer des deux premières observations et de celle de M. Chomel. Pour cela j'ai dû naturellement porter d'abord mes investigations sur les organes à fonction intermittente, et je vais expliquer comment j'ai toujours trouvé dans ces organes des lésions ou des phénomènes qui, pour chaque état morbide particulier, m'ont paru être la principale, sinon la seule cause des accidents que l'on nomme *accès*.

Voyons ce qui se passe dans l'appareil digestif.

Les fonctions des parties supérieures de cet appareil sont intermittentes, mais peuvent n'être pas périodiques, parce qu'elles dépendent des fonctions de l'estomac, qui sont elles-mêmes simplement intermittentes, comme étant sous l'influence arbitraire de notre volonté, qui règle les heures des repas.

Les fonctions de quelques autres de ces organes sont au contraire à peu près périodiques, mais artificiellement et par habitude, attendu que nos relations, des nécessités de position, nous y font satisfaire à heure fixe; c'est entre autres et surtout le cas qui se présente pour le gros intestin. Il résulte en effet de nos observations que sur cent personnes, quatre-vingts au moins ont pour satisfaire aux fonctions de cet organe une heure parfaitement fixe, régulière et périodique. — Remarquons à ce propos qu'à l'état de liberté, les animaux n'ont aucune régularité dans l'exercice de cette fonction, et ne sont pas non plus affectés de maladies intermittentes périodiques.

Si donc un malade est atteint d'une lésion quelconque dans l'estomac, l'intestin grêle ou l'un de ses annexes, n'est-on pas autorisé à penser que le passage intermittent des matières alimentaires sur la partie malade produira, à l'abord des parties lésées, une irritation qui constituera une sorte d'obstacle, et que l'effort nécessaire aux organes supérieurs pour faire franchir cet obstacle causera des phénomènes pathologiques du même genre que ceux relatés en notre première observation?

Et si la lésion ou obstruction se trouve dans le gros intestin, l'effort nécessaire pour faire franchir cet obstacle aux évacuations alvines ne pourra-t-il pas occasionner, au moment du passage, les phénomènes relatés en notre deuxième observation?

Dans l'un et l'autre cas, si la lésion acquiert une certaine étendue, ou si l'obstruction devient persistante, l'état pathologique qui sera la conséquence de cet état de choses ne doit-il pas cesser d'être intermittent pour devenir continu?

Nous allons voir que les faits confirment pleinement ces prévisions.

Et d'abord, il est à observer que, dans toutes les affections temporaires ou périodiques, le ventre, dès le commencement de l'accès, se montre résistant; les gaz rendus par la bouche, quelquefois même des vomissements, signes d'une perturbation momentanée du mouvement péristaltique, persistent jusqu'à ce que des vents ou une selle souvent pénible aient annoncé le rétablissement du cours régulier des matières dans l'intestin.

La diète liquide fait cesser les accidents de ce genre produits par l'intestin grêle et les rend beaucoup moins intenses dans le gros intestin, jusqu'au moment où la diète prolongée et des selles sollicitées produisent la vacuité de l'organe.

Nous trouvons dans les ouvrages de Sandras que les sujets les plus torturés par les maladies nerveuses présentent tous les signes pathognomoniques qui signalent habituellement des difficultés notables dans le cours des matières à travers les viscères abdominaux, et que l'amélioration dans les symptômes généraux coïncide avec le retour régulier des garde-robes.

Il est une loi de pathologie générale posée par Boyer, et citée dernièrement par M. le docteur Debout dans son travail sur les rétrécissements du vagin; cette loi dit que : « Toutes les fois qu'un plan musculaire est revêtu d'une muqueuse, si cette membrane vient à être atteinte par une inflammation intense et prolongée, les fibres musculaires peuvent devenir le siége d'une contraction spasmodique : et pour que ce phénomène de contraction se produise, il suffit souvent que la muqueuse soit le siége d'une lésion qui provoque l'exagération de la sensibilité normale de cette membrane, comme une hyperesthésie, une fissure, etc. »

Remarquant alors que tous les canaux excréteurs sont munis d'une couche musculaire dont les fibres sont contournées en spirale et non perpendiculaires à l'axe du canal, nous en concluons que si une partie quelconque de la muqueuse de l'un de ces canaux se trouve irritée, les fibres musculaires voisines de cette partie en se contractant feront produire au canal un mouvement de torsion sur lui-même, mouvement plus ou moins complet, mais qui pourra suffire, en diminuant le diamètre du canal, pour gêner la circulation des matières. Cet effet disparaîtra lorsque l'influx nerveux aura cessé.

Comme exemple de rétrécissement par torsion, nous avons celui du canal de l'urètre.

C'est encore le même phénomène qui nous a été signalé par un médecin américain comme arrivant à son maximum d'intensité dans les cas de fièvre jaune.

Ce sont là aussi les caractères constants qui produisent les rémittences dans les fièvres larvées ou dans les fièvres intermittentes qui se déclarent dans le cours d'une dyspepsie, comme chez le malade de Chomel, ou par suite d'accidents analogues à ceux que j'ai relatés.

Bien d'autres m'échappent; mais je suis persuadé que les accidents intermittents rebelles au quinquina ou aux autres antipériodiques, mais qui cèdent au régime et à certains médicaments, font partie de cette catégorie, et que la médication alors employée, en permettant à l'irritation de la muqueuse de disparaître, fait aussi disparaître les contractures, résultat de cette irritation.

L'influx palustre, quel qu'il soit, a, je crois, pour action de frapper d'atonie le système ganglionnaire; il l'asthénie, il paralyse presque les nerfs qui émanent du trisplanchnique. Alors les contractures dont nous parlons plus haut n'existeront plus; mais de l'atonie des nerfs résulte l'atonie des muscles propres de l'intestin, d'où ralentissement dans la circulation des matières, accumulation dans le gros intestin, qui n'a pas la force de se vider sans une crise. (Plus loin, je montrerai ce phénomène mis à jour d'une façon indiscutable dans la vessie.) Quel est l'homme qui, au moins une fois, n'a passé par tous ou presque tous les stades qui constituent un accès complet de la fièvre paludéenne, et cela lors d'une garde-robe plus ou moins difficile, mais surtout attendue depuis plusieurs jours?

Cette faiblesse, cet anéantissement, ne disparaissent que sous l'influence du quinquina à faible dose, tonique névrosthénique, excitateur par excellence du système ganglionnaire, qui nous paraît avoir sur le grand sympathique une action comparable à celle des strychnos sur le système cérébro-spinal, car il rétablit les mouvements péristaltiques dans les organes endormis en les excitant, et rend aux matières leur cours normal. — Il en serait de même d'un médicament qui provoquerait ces mouvements péristaltiques en agissant directement sur la muqueuse et par suite sur le système nerveux.

Quant à l'électricité, qui contracte les muscles du ventre, et à la douche froide, qui produit le même résultat, elles n'agissent l'une et l'autre qu'à l'expresse condition (voir Burdel et Fleury) d'être employées au moment qui précède l'accès présumé.

Le sulfate de quinine, au contraire, doit être donné au moment qui en est le plus éloigné. Eh bien, ce moment, qui semble être le plus éloigné de l'accès que l'on veut combattre, en est le plus voisin d'après notre théorie. Ceci semble un paradoxe; rien n'est plus vrai cependant. C'est qu'en effet, d'après ma manière de voir, c'est immédiatement après un accès qu'entrent dans la circulation les matières qui provoqueront l'accès suivant; le sulfate de quinine parviendra donc avant elles au point où il y a obstacle; or, ai-je dit, les propriétés de ce médicament étant d'exciter le mouvement dans les muscles qui sont sous la dépendance du grand sympathique, il détruira l'espèce de paralysie admise comme résultat de l'influx palustre.

Ainsi, d'après nous, le quinquina détruit l'obstacle; l'électricité, les douches le font franchir; les autres médicaments, tels que l'arsenic, agissent en stimulant les mouvements par irritation; c'est pourquoi ils doivent être employés d'une façon continue. (Boudin.)

Il est admis aujourd'hui qu'un lavement purgatif ou un émétocathartique donné peu de temps avant le moment présumé d'un accès intermittent, enraye cet accès. Le purgatif agit en effet en excitant ou irritant soit la muqueuse elle-même, soit les nerfs, soit en augmentant les sécrétions, lubrifiant les passages et facilitant le cours des matières.

Ne serait-ce pas dans ce sens qu'agirait le chlorure de sodium, qui fut, il y a peu de temps, préconisé comme fébrifuge?

Les recherches anatomo-pathologiques faites dans les cas assez rares d'individus morts pendant le cours de fièvres intermittentes et paludéennes, n'ont pu faire connaître dans aucun organe des lésions capables d'expliquer l'accès et l'intermittence; ces lésions sont en effet trop superficielles pour laisser des traces dans les organes qui reprennent leur place après la mort lorsque la lésion a été insuffisante pour décomposer les tissus; il est, en outre, difficile parfois, avec le plus grand soin, de constater sur les muqueuses des lésions très-petites, mais assez graves cependant pour provoquer les contractures de la couche musculaire, et, dans les fièvres paludéennes, si elles sont en effet la suite d'une affection nerveuse, ces preuves nécroscopiques sont réellement invisibles.

L'influence d'un purgatif déjà signalée ci-dessus comme moyen préventif de l'accès était une première vérification de la théorie que nous venons de faire par induction; restait à prouver l'existence de cette dernière en l'appuyant sur des expériences et des preuves directes. Pour cela nous avons fait à des chiens des réductions variées du diamètre de l'intestin en opérant en un ou plusieurs points des ligatures au moyen de fils en caoutchouc très-extensible, et nous sommes parvenu à causer à ces animaux des accès en nombre égal à celui des ligatures. Lorsque nous avons ouvert le chien au moment de l'accès, nous avons trouvé les matières accumulées en avant de la ligature; en l'ouvrant après l'accès, nous avons vérifié que les matières avaient franchi l'obstacle.

Ces considérations vont nous servir à expliquer comment, pendant l'accès, les glandes annexes du tube digestif se gonflent et se gorgent pour rentrer à l'état normal après l'accès; il suffit en effet de se rappeler que la circulation du foie et de la rate part de l'aorte au trépied cœliaque, tronc commun des artères coronaire, stomachique, hépatique et splénique, qui se trouvent situées au-dessus des artères mésentériques. Si la circulation vient à être gênée dans l'une de ces dernières ou dans toutes deux à la fois, dans l'une des artères iliaques ou dans toutes deux, par une accumulation insolite de matières alimentaires dans l'intestin grêle ou de matières fécales dans le gros intestin, le sang arrivera nécessairement avec une plus grande difficulté dans les organes inférieurs; mais, par compensation, il se portera en plus grande abondance et avec plus de force vers les organes supérieurs, d'où résultera pour ceux-ci un état congestionnel, avec palpitation du cœur et accélération du pouls, jusqu'à ce que, la cause de l'oblitération momentanée ayant disparu et la circulation inférieure ayant repris son cours, la circulation supérieure rentre dans l'état normal.

On comprendra sans peine que si ce phénomène se répète plusieurs fois, il s'ensuivra un état hypertrophique des organes qui se sont congestionnés pendant la crise; et de là les affections des grosses glandes annexes du tube digestif, affections si fréquentes chez les personnes qui ont eu les fièvres intermittentes paludéennes.

Dans les maladies intermittentes et par accès, dans les névroses, par exemple, il est souvent d'autant plus difficile de constater l'organe malade que, jusqu'à ce jour, les études et les recherches nécroscopiques n'ont guère porté sur les symptômes que nous poursuivons. Tous les jours, du reste, ne se présente-t-il pas sous nos yeux, dans cette classe de phénomènes morbides, une foule d'accidents que nos connaissances physiologiques sont loin d'expliquer ?

Ainsi, aucune disposition anatomique particulière ne nous indique la corrélation qui peut exister entre le nerf trijumeau et la circulation abdominale du côté correspondant; nos observations pathologiques nous ont cependant conduit à constater que si un malade accuse une névralgie faciale intermittente, il y a toujours un point douloureux dans la cavité abdominale du même côté, et il nous est toujours arrivé de calmer momentanément la névralgie à l'aide d'un purgatif violent ou d'un médicament agissant sur le tube digestif. Aussi, je suis convaincu que si l'on étudie bien les fonctions de l'intestin, on trouvera toujours que l'une de ses parties est sympathique avec quelque autre portion de l'économie.

C'est ainsi que dans les affections aiguës du foie, on constate presque toujours comme caractère symptomatique, une douleur à l'épaule droite, et fréquemment une douleur dans le membre inférieur du même côté.

Dans certains états pathologiques de l'estomac, le malade accuse une douleur dans l'épaule gauche.

Je connais un jeune médecin qui, de sa vie, n'a uriné sans verser des larmes, dont la quantité est toujours en proportion directe avec celle de l'urine émise.

La séparation du corps humain en côté gauche et côté droit,

si tranchée dans certaines maladies, est un fait aussi connu qu'inexpliqué.

Chez les enfants en bas âge, lorsqu'une joue était rouge écarlate, comme cela se voit souvent, nous avons toujours trouvé le côté correspondant du ventre gorgé de matières.

(Ne serait-il pas utile de rappeler ici que, dans l'autopsie des enfants morts de convulsions, on trouve des lésions graves par rétrécissement dans le parcours de l'intestin?)

Comme conclusion, nous serions porté à soutenir que dans les névralgies et les névroses, lorsque ces dernières ne sont pas la conséquence d'une désorganisation de quelques centres nerveux, l'accès se manifeste encore sous l'influence particulière de l'appareil digestif. Nous croyons avec Esquirol et Pinel que dans les organes de cet appareil se trouve la cause de beaucoup de ces maladies. — Pour expliquer cette opinion, je vais relater ici de nouvelles et importantes observations.

I. — Deux hommes sont atteints de folie (lypémanie, monomanie, suicide); ils se livrent à des tentatives continuelles et préméditées de destruction, puis tombent dans un état de mutisme absolu, avec répulsion extraordinaire pour toute espèce d'aliments. On pensa dans le principe que leur obstination à refuser toute nourriture provenait d'un parti arrêté de se laisser mourir de faim; mais l'étude particulière que nous fîmes de l'état de leurs fonctions digestives nous apprit que les garde-robes étaient excessivement rares (tous les huit ou quinze jours) et excessivement douloureuses. Nous trouvâmes la peau du ventre appliquée contre la colonne vertébrale, l'épigastre sensible à la pression, la langue surchargée, les dents enduites d'un lit épais de matière saburrale. Tout se réunissant donc pour indiquer un embarras gastrique bien caractérisé, nous prescrivîmes des éméto-cathartiques très-violents. Après des évacuations abondantes, le mutisme cessa; l'appétit étant revenu, la folie fit place à une grande tranquillité d'esprit; mais chaque nuit, presque à la même heure, les malades étaient repris de crises délirantes pendant une heure ou deux.

La folie, primitivement continue, était donc devenue intermittente; elle cessa sous l'influence du sulfate de quinine.

Dans ces observations, faites concurremment, l'une avec le docteur Barazère-Lannurien, médecin aliéniste à l'hôpital de Morlaix, l'autre avec le docteur Dugenest, pratiquant à Bléré (Indre-et-Loire), n'est-il pas naturel de penser que les perturbations de l'état psychique de ces individus étaient la suite des perturbations de leurs fonctions digestives?

On nous objectera certainement que le traitement appliqué, dont il nous a plu de considérer l'action comme localisée dans les organes digestifs, a pu agir d'une façon salutaire sur toute leur économie pour rétablir l'équilibre dans tous les organes en souffrance; mais outre qu'il est difficile d'entrevoir sur quelle raison sérieuse on appuierait cette objection, nous y répondrons d'abord que toute affection triste réagit sur le tube digestif, et qu'avec une maladie organique des viscères abdominaux se déclarent généralement des phénomènes psychiques du genre mélancolie, hypocondrie, lypémanie; puis nous citerons encore l'observation suivante, que nous devons à l'obligeance de M. le docteur Duquesne.

II. — Une femme d'une trentaine d'années, folle depuis huit mois, n'allant à la garde-robe que fort rarement depuis son premier accès, n'y était plus allée depuis un grand nombre de jours; elle ne mangeait plus et présentait tous les symptômes d'un état congestionnel. On crut devoir la purger, et sous l'influence de 1 gramme de calomel, elle rendit en vingt-quatre heures cent soixante-quinze lombrics. A dater de ce moment, il y eut non-seulement suspension de l'embarras gastrique, mais en même temps, et au grand étonnement de tous, l'intelligence était revenue.

Un an après, les parents crurent remarquer un nouveau dérangement dans les idées de la malade; le délire avait en effet reparu, accompagné des mêmes symptômes que l'année précédente. Le médecin, présumant une nouvelle affection vermineuse, fit prendre du semen-contra le jour même, et le lendemain 30 grammes d'huile de ricin; la malade rendit cent vingt lombrics et fut guérie.

Le fait de la folie se déclarant ainsi sous l'influence d'infections vermineuses est relaté dans tous les traités des maladies mentales; nous en avons fait mention ici dans le but de rappeler que les organes digestifs jouent un rôle très-actif dans des affections qui paraîtraient au premier abord dépendre uniquement d'altérations graves des centres nerveux.

Ne peut-on pas admettre, en présence d'observations si concluantes, que si, dans des cas fréquents, les symptômes extérieurs appartiennent au système nerveux, l'origine de la maladie se trouve ou s'est trouvée dans la série des organes abdominaux?

Chez les individus épileptiques, on rencontre aussi très-fréquemment, comme cause évidente de leur terrible maladie, des affections propres aux organes de la digestion ou une infection vermineuse.

Nous possédons l'observation d'un sujet épileptique qui l'était devenu après avoir avalé des noyaux de prunes; ce malade était pris de ses attaques d'une façon fort régulière tous les mois : elles précédaient un flux hémorrhoïdal auquel il était soumis. Ce qu'il y a de plus remarquable, c'est que nous sommes parvenus à produire artificiellement un accès en provoquant chez lui le flux en dehors de sa marche mensuelle, par la noix vomique et les drastiques.

Grâce à l'extrême obligeance de mon maître et ami M. Moreau (de Tours), j'ai pu étudier les malades de son service d'épileptiques et d'hystériques à la Salpêtrière; la théorie que je propose du mécanisme de l'accès semble s'y vérifier sur le plus grand nombre : les crises de la majeure partie de ces infortunées cessent quand elles peuvent évacuer soit des matières fécales, soit des urines; — il s'y trouve une petite fille qui n'a pas de crise si elle peut uriner au moment où elle en sent le besoin. — Les malades qui prévoient leurs accès par des douleurs dans le ventre y sont très-nombreuses. — Cette loi fait certainement défaut chez quelques-unes, mais ce sont alors d'anciennes malades en qui la maladie a produit des désordres tels que leur état n'a plus de nom. — Je reste convaincu, et c'est aussi la pensée de M. Moreau, qu'au début de cette affreuse affection les choses se passent, comme dans toutes les maladies à accès, sous l'influence d'une cause à effet d'abord continu; la lésion qui en résulte devenant persistante, la cause peut disparaître et cesser, les accès se perpétueront sous l'influence de la lésion, d'abord effet, devenue cause à son tour.

Nous nous croyons donc autorisé à penser que les accès épileptiques sont aussi le résultat d'un point d'arrêt dans la fonction d'un organe excréteur, ou d'une lésion dans un de ces organes.

Dans les accès d'hystérie, maladie si voisine de l'épilepsie, les mêmes phénomènes se produisent fort souvent.

Il y a quelques jours, je fus appelé chez une malade de M. le docteur Lassègue; cette dame avait une violente attaque hystérique, dont un des phénomènes saillants était la cécité complète, accompagnée d'étouffement. Je ne vis l'état nerveux s'améliorer que lorsque la malade eut évacué le contenu de deux grands vases d'une urine claire et limpide.

C'est aussi ce qu'il m'a été permis de constater presque toutes les fois que je suis allé à la Salpêtrière, et ce que m'ont confirmé les dames surveillantes de ce service.

Les attaques d'asthme ne cessent généralement qu'après l'expulsion d'une grande quantité de mucus chez les unes ou de gaz chez les autres.

Ce court aperçu sur les névroses avec accès exigerait des développements que ne comporte point le cadre de ce mémoire. Ce que j'ai dit suffira, je pense, pour expliquer comment le mécanisme de leurs accès peut être le même que celui des autres genres de maladies.

Si maintenant nous nous reportons aux affections des organes urinaires et de leurs annexes, nous verrons encore des oblitérations, des lésions ou des compressions être la cause probable des accès.

Comme exemple des suites d'oblitérations, nous citerons les coliques néphrétiques produites par l'introduction de calculs dans les uretères; des accumulations de fausses membranes ou des mucosités peuvent, avec ou sans douleurs, produire les mêmes phénomènes.

Comme exemple des suites de lésions, nous avons les déclarations si fréquentes de fièvres par accès intermittents après le cathétérisme de la vessie, phénomène que nous attribuons à une irritation ou lésion produite par le cathéter soit au col de la vessie, soit à l'orifice de l'un des uretères, vers l'un des angles postérieurs du trigone vésical. La partie contuse en se tuméfiant oblitère le canal, s'oppose au passage des liquides, et l'effort nécessaire à l'organisme pour vaincre cet obstacle est pour nous la véritable cause de l'accès de fièvre observé. — C'est du reste ce que vient de démontrer M. le professeur Sédillot, de Strasbourg, dans son travail sur les accidents produits par le cathétérisme, lu à l'Académie des sciences en novembre 1861.

Comme résultat d'une compression des canaux urinaires, nous citerons le fait si remarquable des alternances qui se produisent dans les évacuations alvines et urinaires, conséquence de la contiguïté de position du rectum et de la vessie. Aussi toute cause qui produit la rétention d'urine, et par suite le gonflement de la vessie, rendra la défécation difficile et pourra produire un accès; la réciproque est également vraie.

Au mois de mai 1860, il nous a été donné de vérifier d'une façon péremptoire les observations ci-dessus dans les circonstances suivantes :

M. C..., avoué honoraire de la chambre de Paris, âgé de soixante-huit ans, est un homme replet, qui a beaucoup travaillé et jouit d'une assez bonne santé; il est sujet à un flux hémorrhoïdal périodique qui ne s'effectue pas toujours convenablement; dans ce cas, il se déclare des accidents du côté de la vessie; il y a hématurie, douleurs pendant l'émission, devenue pénible, ralentissement dans le jet de l'urine, et même rétention.

En mai 1860, le malade, qui recevait les soins de M. le docteur Paris, vit s'aggraver les accidents, qui passèrent à une forme nouvelle : l'intermittence franche. Toutes les nuits, à 2 heures, le malade se réveillait subitement avec un besoin excessif d'uriner, mais il ne pouvait y satisfaire; de là une angoisse terrible et toujours croissante, des douleurs assez violentes pour lui arracher des cris; le corps se couvrait de sueur. Le cathétérisme pratiqué, les douleurs cessaient aussitôt; le malade reposait paisiblement le reste de la nuit. En se levant entre 8 et 9 heures du matin, il rendait un peu d'urine sanguinolente, glaireuse et bourbeuse; cette émission se renouvelait pendant la journée d'heure en heure, douloureusement il est vrai, mais pas au point d'empêcher ce monsieur de vaquer à ses affaires. Le sulfate de quinine suspendit momentanément les accidents intermittents, sans toutefois que l'aspect des urines fût modifié; huit jours après, les accès reparurent, et le sulfate de quinine ayant échoué, M. le docteur Civiale fut appelé; mais, ne considérant la maladie que comme une simple paralysie de la vessie, il se contenta d'ordonner des émollients et le sondage, invitant le malade à s'enquérir d'un médecin voisin pour pratiquer cette petite opération. C'est alors que, ami de la famille du patient, je fus mandé près de lui, et toutes les nuits, à 2 heures, je pratiquais le cathétérisme. C'est ainsi que je pus étudier à loisir cette singulière affection, qui me parut devoir appuyer mes idées sur la marche des affections intermittentes.

M. le docteur Civiale ayant bien voulu m'abandonner le soin

du malade, avant de me livrer à la recherche d'un traitement, je me posai les questions suivantes :

1° Quelle est la maladie de M. C...? — M. Civiale l'avait dit : une atonie, un état asthénique très-prononcé du réservoir urinaire, avec catarrhe de cet organe comme conséquence de la première maladie, et de plus une prostate hypertrophiée.

2° Pourquoi le malade peut-il uriner dans la journée, et le fait-il alors toutes les heures? — Parce que la vessie n'est pas complétement paralysée et conserve encore assez de force pour expulser une petite quantité d'urine. Le col est entouré de varices vésicales engorgées, ulcérées, saignantes ; lorsque la petite quantité d'urine que peut renfermer le cul-de-sac inférieur de la vessie a atteint le niveau de la partie malade, celle-ci, sous l'influence de l'irritation causée par le contact de l'urine, provoque les contractions des muscles vésicaux, et il y a ainsi émission d'heure en heure pendant le jour.

3° Pourquoi l'accès nocturne après quatre heures de repos? — Le malade se couchait à 10 heures du soir; il résultait de sa position alors horizontale que le col de la vessie se trouvait situé en haut par rapport au liquide, et que celui-ci mettait quatre heures pour atteindre la partie malade, au lieu d'une heure comme cela avait lieu pour la position verticale; mais alors la vessie, surchargée de liquide qu'elle n'a pas la force d'expulser, a son orifice dans un état violent d'irritation, le besoin d'uriner est terrible, les efforts inutiles : voilà l'*accès*..... Et la preuve que cette explication n'est point hypothétique, c'est que, ayant invité M. C... à se coucher à 8 heures du soir sans rien changer à son régime, l'accès avait lieu, non plus à 2 heures du matin, mais à minuit, après quatre heures de position horizontale. Dans l'un et l'autre cas, le cathétérisme débarrassait le malade pour le reste de la nuit.

Restait à démontrer que l'irritation du col provenait du contact de cette partie malade avec le liquide, et pour cela je faisais coucher le malade sur le ventre, ce qui provoquait bien avant l'heure habituelle l'accès, que je suspendais ensuite en replaçant le malade dans sa première position sur le dos; ou j'opérais le sondage quelque temps avant l'heure présumée de l'accès, et celui-ci n'avait pas lieu. Le malade pouvait ensuite dormir paisiblement pendant six heures sans nouvel accès, parce que, réveillé puis sondé à 2 heures du matin, il se recouchait sans boire. Le sondage opéré au moment de l'accès donnait environ quatre verres de liquide; mais à 8 heures du matin, au moment du lever, il n'en donnait qu'un verre, quantité insuffisante pour atteindre le fatal niveau, et assez faible pour être expulsée par la vessie.

Dans ces conditions, je crus devoir adopter le traitement suivant :

Dès les premiers jours, quelques grammes d'ergotine Bonjean pour faire cesser l'hématurie; restait la paralysie, cause, à mon avis, de la rétention et du catarrhe. Détruire cette paralysie, vrai obstacle à l'expulsion de la sécrétion urinaire, c'était ma dernière épreuve. J'interdis toute médication, je me servis de l'électricité, et après deux séances de faradisation par la méthode vésico-anale, le malade allait mieux; à la quatrième, il était guéri. J'électrisai une cinquième fois pour assurer la cure; depuis, le malade n'a jamais plus rien ressenti d'analogue : l'obstacle ayant été détruit, l'accès n'avait plus de raison d'être.

Je n'ai pas guéri M. C.... de ses varices ni de sa prostate hypertrophiée ; il s'est encore réveillé longtemps après quatre heures de premier sommeil, mais le besoin seul le réveillait, il se levait, urinait, et tout était dit, car, la vessie ayant repris sa force, l'urine s'échappait à la volonté du malade ; si la périodicité existait encore, elle tenait à la fonction même, parce qu'il fallait toujours quatre heures à l'urine pour que son niveau parvînt à l'orifice, et si l'accès n'avait plus lieu, c'est donc que sa cause était bien l'atonie analogue à celle que signale M. le docteur Burdel. Mais ici le sulfate de quinine seul ne pouvait achever la cure; aujourd'hui j'y aurais joint la strychnine; j'employai alors l'électricité, qui provoque les mêmes phénomènes.

J'ai dit que le sulfate de quinine, comme les autres stimulants du grand sympathique, ne pouvait seul amener la guérison; nous avons vu en effet qu'il avait été employé, avait réussi, puis échoué. La solution de cette difficulté est dans la constitution même du réservoir urinaire, car la vessie fonctionnant sous l'influence de deux systèmes nerveux, il fallut l'emploi de deux moyens spéciaux pour agir efficacement sur chacun des systèmes en particulier.

Après avoir passé en revue tant de faits en apparence si différents d'origine, voyons, pour généraliser la question, ce qui se passe dans les grandes affections inflammatoires.

La fièvre, d'abord continue, disparaît progressivement pour faire place à des accès intermittents qui vont en décroissant de nombre et d'intensité à mesure que, l'état pathologique s'améliorant, le malade approche de la convalescence. Cette modification d'une fièvre continue avec rémittence en fièvre intermittente dite pseudo-continue, est encore une preuve à l'appui de cette théorie.

En considérant les entérites, maladies dans lesquelles on constate pour principale lésion anatomique une affection particulière de certaines glandes disséminées dans l'intestin, il résulte de cette disposition que, par contiguïté, tout l'intestin est malade, d'où une fièvre continue. Quand l'état s'améliore, c'est que quelques glandes se guérissent et que, par suite, l'état général de l'intestin s'améliorant aussi, il y aura rémittence pendant tout le temps du passage des matières sur les parties redevenues saines de l'intestin ; celles des glandes de Peyer qui ont été le plus vivement affectées sont aussi les dernières à guérir, et c'est pour faire franchir aux matières ces ulcérations tardives que l'organisme sera, à certaines heures, forcé de produire un effort qui se traduira par un accès. Aussi la fièvre, primitivement continue parce qu'une partie notable et continue de l'intestin était lésée, deviendra intermittente lorsque cessera la continuité de la lésion, et, finalement, intermittente périodique lorsque ces lésions seront en petit nombre sur les viscères abdominaux à fonctions périodiques. Il est bien entendu que je ne parle que des lésions de l'intestin, et non de celles qui en sont la conséquence ou la conséquence de la cause de la maladie elle-même. C'est là la marche de toutes les fièvres intermittentes, même paludéennes.

Réciproquement, une fièvre primitivement intermittente dans un autre cas se change-t-elle en fièvre continue, il est naturel d'en induire que les lésions primitivement localisées sont devenues générales dans l'organe affecté.

Groupons maintenant un certain nombre de faits qui sortent de la série de ceux que nous avons passés en revue jusqu'ici.

Dans la marche et le courant de la phthisie, on constate des accès intermittents quotidiens; ne résulteraient-ils point, comme tous les phénomènes intermittents énoncés plus haut, d'une gêne dans la circulation des liquides? L'obstacle à vaincre se trouverait ici dans la circulation du poumon, lorsqu'à la fin de la journée la pléthore et l'hépatisation pulmonaires sont aggravées par l'augmentation de volume de l'estomac et des intestins gorgés d'aliments et de tisanes, en même temps que les bronches sont gênées par les produits accumulés de la sécrétion pulmonaire. On remarque en effet que l'accès de fièvre qui se manifeste alors cesse lorsque les voies abdominales sont dégagées, et qu'il est suivi d'une expectoration très-abondante.

Les accès douloureux appelés coliques ont pour cause unique celle précisément à laquelle nous attribuons tous les accès : une lutte des matières contre un obstacle opposé à leur libre circulation.

Les coliques hépatiques ont leur origine parfaitement reconnue dans le passage de calculs biliaires à travers les conduits excréteurs cystique et cholédoque.

D'où vient la fièvre laiteuse? De l'effort que fait la nature vers les mamelles pour y amener la sécrétion du lait.

Toute fièvre éruptive débute par une fièvre continue et ne se termine que par l'éruption.

L'accouchement n'est qu'un accès, et c'est le type de l'accès d'après notre théorie; seulement c'est un accès physiologique, c'est-à-dire normal.

Ainsi, partout, toujours, l'accès paraît produit par un effort que tente l'organisme pour rejeter une excrétion au delà d'un obstacle.

Si l'obstacle est un et de peu d'étendue, l'accès est unique et de courte durée.

Si l'obstacle est multiple ou continu, l'accès est aussi continu.

S'il y a un ou plusieurs obstacles qui ne puissent être vaincus, ou si l'effort à faire est trop violent pour l'organisme, l'accès est pernicieux.

Que si, maintenant, le premier cas se présente dans l'exécution des fonctions d'un organe, l'accès sera simplement intermittent si la fonction est intermittente; il sera périodique si l'organe fonctionne d'une façon intermittente périodique.

Ces conséquences de l'induction et de l'observation générale ne nous ayant point encore satisfait, nous avons eu recours à des procédés d'investigation directe.

Nous citions un peu plus haut la seule observation qu'il nous ait été possible de faire sur l'homme, en parlant d'un sujet épileptique auquel nous avons pu causer un accès artificiel.

Nous avons, à propos de l'influence des lésions et des obturations du canal digestif, fait mention de nos premières expériences sur l'intestin grêle et le côlon de plusieurs chiens.

Depuis lors nous avons continué nos études sur ces animaux avec le même succès en pratiquant au moyen de ligatures des obstructions des uretères et des divers organes excréteurs; par cette seule opération, nous avons produit et modifié les accès, et les avons rendus à volonté continus ou intermittents.

Alors nous n'avons pas craint de conclure que tous les accès, quelle que soit leur forme ou leur nature, nous semblent produits par un mécanisme toujours le même, qui est l'arrêt momentané dans la circulation d'une matière à excréter de l'économie.

Que l'accès ait la forme nerveuse, comme dans l'épilepsie, l'hystérie, la chorée, l'éclampsie, la manie, l'hypocondrie, la mélancolie, l'asthme, etc.;

Qu'il ait toute autre forme, comme dans les fièvres intermittentes quotidienne, tierce, quarte, etc., ou qu'il soit une rémittence, comme dans le cas de la fièvre continue;

Qu'il soit la suite d'une oblitération causée soit par le passage d'un corps obturant de diamètre supérieur à celui du canal, soit par une lésion du canal lui-même, soit par une névrose, une névralgie, une paralysie, une congestion d'un organe contigu, une tumeur voisine ou toute autre cause;

C'est toujours ce point d'arrêt imposé par cette oblitération à la marche des matières à excréter qui, pour être franchi, nécessite dans l'organisme un effort qui se traduit par la série de symptômes que nous nommons *accès*.

En conséquence, nous avons cru pouvoir formuler le résultat de nos observations et de nos recherches en répétant avec Boerhaave :

« *La fièvre est une affection de la vie qui s'efforce d'écarter la mort.* »

Parce que :

Tout obstacle à la circulation d'une matière à excréter cause une réaction dans l'organisme;

Tout accès est le résultat de cette réaction.

Et nous ajoutons que nous pensons que :

Tout accès intermittent a son siége ou sa cause dans un organe à fonction intermittente;

Tout accès périodique a son siége ou sa cause dans un organe à fonction périodique.

PARIS. TYPOGRAPHIE DE HENRI PLON, IMPRIMEUR DE L'EMPEREUR, RUE GARANCIÈRE, 8.

www.ingramcontent.com/pod-product-compliance
Ingram Content Group UK Ltd.
Pitfield, Milton Keynes, MK11 3LW, UK
UKHW021151230726
13926UKWH00001B/49